AF467114

DE
L'ADÉNITE CERVICALE
OBSERVÉE DANS LES HOPITAUX MILITAIRES,
ET DE
L'EXTIRPATION DES TUMEURS GANGLIONNAIRES DU COU.

RAPPORT

De MM. CLOQUET, BÉGIN et GIMELLE, Rapporteur,

SUR LE MÉMOIRE LU A L'ACADÉMIE DE MÉDECINE

PAR

M. H. LARREY,
Chirurgien en chef de l'Hôpital militaire du Gros-Caillou,
ex-Professeur de pathologie chirurgicale au Val-de-Grâce.

PARIS,
IMPRIMERIE DE L. MARTINET,
RUE MIGNON, 2.
(Quartier de l'Ecole-de-Médecine.)
1850.

DE

L'ADÉNITE CERVICALE

OBSERVÉE DANS LES HOPITAUX MILITAIRES,

ET DE

L'EXTIRPATION DES TUMEURS GANGLIONNAIRES DU COU.

RAPPORT SUR LE MÉMOIRE DE M. LARREY.

Dans une courte introduction, M. Larrey expose le plan de son Mémoire, et établit : que d'après l'opinion de la plupart des auteurs anciens et modernes, l'adénite cervicale a été considérée comme se rattachant aux causes générales des scrofules ; que son père la regardait comme la manifestation d'une diathèse scrofuleuse et syphilitique tout à la fois ; que depuis lui, les chirurgiens militaires en ont bien apprécié les caractères locaux, et ont, en conséquence, souvent pratiqué l'extirpation de ces tumeurs ; que M. Bégin, le premier, a institué le principe de cette opération ; que deux jeunes chirurgiens militaires, MM. Peyrocave et Follet, en ont fait le sujet de leur thèse inaugurale, d'après les conseils de M. H. Larrey lui-même, et que pour remplir complétement une lacune de la pathologie chirurgicale, il a rassemblé les matériaux épars sur cette question, pour en former un travail d'ensemble qui constitue le Mémoire dont voici l'analyse :

M. Larrey adopte le nom d'adénite ou d'adénopathie cervicale, comme étant moins vague que celui d'engorgement ou de tumeur ganglionnaire du cou, sous lesquels la maladie avait été décrite, et comme en précisant mieux les caractères.

Cette dénomination a prévalu dans les hôpitaux militaires où cette maladie se présente si fréquemment et sous des formes si variées, qu'il serait difficile de s'en faire une idée exacte sans avoir parcouru les salles de ces grands établissements. Là, en effet, c'est sur des hommes robustes, choisis par les conseils de recrutements comme les plus aptes au service de l'armée, que la maladie se fait remarquer, et dans une proportion plus considérable que chez les soldats de la république et de l'empire. Les cavaliers en sont plus rarement atteints que les fantassins, et parmi ceux-ci les soldats de certains corps en présentent moins que d'autres. Ceux qui sont en garnison dans des pays chauds ou tempérés sont plus favorisés, sous ce rapport, que ceux qui sont en garnison dans des contrées humides ; les officiers enfin en sont à peu près préservés. M. Larrey signale, avec le regret de ne pouvoir en fournir une statistique générale, la proportion considérable de congés de convalescence ou de réforme accordés annuellement pour des engorgements cervicaux, et il appelle l'attention de l'autorité militaire et des officiers de santé de l'armée sur les recherches à faire à ce sujet.

Après ces considérations générales, M. Larrey apprécie le siége de l'adénite cervicale sous le rapport des conditions anatomiques et des modifications qui en dépendent.

M. Malle, le premier, a indiqué les régions distinctes dans lesquelles se développent les ganglions lymphatiques, à savoir dans les régions parotidienne, sous maxillaire, sous-mastoïdienne, sous-hyoïdienne latérale et sus-claviculaire. M. Velpeau a exposé plus complétement les résultats de son observation sur le siége de la maladie, en y joignant les détails intéressants de l'anatomie topographique.

M. Larrey rappelle les considérations les plus utiles à cet égard, et d'après les données anatomiques les plus positives sur les rapports des glandes engorgées avec différents tissus et organes de ces principales régions du cou, il déduit des considérations importantes pour l'étiologie, la symptomatologie, l'anatomie pathologique et le traitement de l'adénite cervicale

L'étiologie est appréciée fort au long par M. Larrey, au point de vue des causes générales et des causes locales ; ainsi, il démontre que, contrairement à l'opinion de la plupart des auteurs, qui attribuent principalement le développement pathologique des ganglions cervicaux à l'influence des scrofules ou d'autres diathèses morbides, les conditions les plus propres à faire développer l'engorgement strumeux sont loin de se manifester chez les militaires autant qu'on serait porté à le croire, d'après la fréquence de la maladie et la multiplicité de ses formes.

Le tempérament lymphatique, la faiblesse de constitution; l'insuffisance de développement à l'âge de la conscription, la transition brusque de la vie des champs à la vie de garnison, le changement d'habitudes, de régime, de nourriture et surtout de climat; la transition d'un pays chaud, tempéré, à un pays froid et humide ; le voisinage des fleuves, des rivières, des marais, les variations de température, les fatigues du service dans la mauvaise saison surtout ; les factions de nuit; les conditions de l'encombrement dans les casernes, dans les corps-de-garde, dans les salles de police, dans les hôpitaux même; la malpropreté dans la tenue; les excès de tout genre, vénériens surtout; les maladies syphilitiques; la nostalgie enfin, et ses conséquences fâcheuses sur la santé du soldat, telles sont les principales causes générales et prédisposantes des affections du système lymphatique chez les militaires, et par conséquent des engorgements ganglionnaires du cou.

C'est à peine, dit l'auteur du Mémoire, si quelques auteurs admettent l'influence des causes locales dans le développement de la ganglionnite cervicale, et cependant ces causes sont bien souvent tout externes, agissant tantôt directement sur les ganglions, comme les contusions, les plaies ; tantôt indirectement comme les lésions susceptibles de déterminer une irritation locale et de la transmettre aux ganglions, soit par continuité de tissus, soit par sympathie organique.

M. Larrey signale d'abord l'action directe et toute locale du froid humide produite surtout par le passage de l'air à travers les lucarnes des guérites, et déterminant, chez les soldats en faction, l'adénite cervicale, comme elle détermine aussi des ophthalmies, des otites. D'autres fois, c'est la même cause modifiée par l'exposition brusque du cou à l'air froid, chez les militaires qui, après l'exercice ou la manœuvre, se débarrassent de leur col étant en sueur, se reposent ou s'endorment sans précaution contre la fraîcheur de l'air.

Diverses causes pathogéniques sont appréciables aussi dans le développement de l'adénite cervicale; telles sont toutes les lésions traumatiques, ulcéreuses, exanthématiques de la tête, de la face, de la région supérieure du cou, et de tous les organes qui se trouvent dans ces parties et dans les diverses cavités qui en dépendent; l'habitude de fumer, de chiquer. M. Malle y ajoute la salivation mercurielle.

La compression directe exercée par le col d'uniforme est une cause locale d'adénite, dont M. Larrey explique le mécanisme et a souvent constaté les effets, comme l'avait fait d'une manière trop exclusive M. Follet dans sa thèse. Les faits à l'appui ressortent par exemple du développement de l'affection chez les jeunes soldats qui, n'ayant jamais porté le col, y sont assujettis en entrant au service, et par contre l'absence presque complète de cette affection chez ceux qui ont constamment le cou à l'abri de cette pression, tels que les zouaves, les spahis.

Les causes peuvent quelquefois rester inappréciables.

D'après M. Larrey, la nature de cette maladie est une inflammation à différents degrés, symptomatique et non essentielle, susceptible d'offrir des variétés notables et des caractères distinctifs de siége, de causalité, de séméiologie et de complications. Au point de vue de la symptomatologie, elle comprend deux périodes nettement exposées déjà par M. Bégin, la période d'acuité et la période de chronicité. A l'état aigu, l'adénite revêt souvent la forme phlegmoneuse, en présentant quelquefois les signes d'une angéioleucite réunis à ceux qui lui sont propres; dans bien des cas enfin, elle vient en suppuration.

A l'état chronique l'adénite est surtout caractérisée par

son volume et son induration plus ou moins considérables, avec ou sans écoulement de pus, ulcérations ou fistules, adhérences ou transformations diverses du tissu glanduleux. La forme tuberculeuse est une de celles que l'on peut reconnaître le plus facilement. Les symptômes généraux, peu appréciables en général dans l'adénite idiopathique, soit à l'état aigu, soit à l'état chronique, sont prédominants au contraire dans l'adénite scrofuleuse.

D'après M. Larrey, le diagnostic est assez facile pour que l'appréciation des antécédents et des signes locaux prévienne toute méprise; il établit judicieusement le caractère différentiel de ces tumeurs d'avec celles qui pourraient être confondues avec elles. Parfois le début en est rapide, quelquefois il est lent, selon la forme que doit revêtir la tumeur de prime abord. Le développement peut être rapporté à trois modes distincts, le premier qui pourrait être assimilé à la forme scrofuleuse, le second à l'adénite phlegmoneuse, et le troisième à l'adénite indurée. La durée en est variable, depuis quelques jours jusqu'à des années.

D'après M. Larrey, les terminaisons de l'adénite sont : la délitescence, rare; la résolution, fréquente au début de la période d'acuité, rare dans la période de chronicité; la suppuration, commune à l'une et à l'autre, l'ulcération, propre, sinon exclusive à l'adénite scrofuleuse; l'induration inhérente à l'adénopathie chronique; la tuberculisation consécutive à l'induration, et souvent suivie elle-même de ramollissement; la dégénérescence, enfin, liée tantôt à l'induration, tantôt au ramollissement sous les différentes formes fibreuse, squirrheuse, fongoïde, cancéreuse.

La mort, rare par le fait de l'adénite, peut survenir cependant dans quelques cas de compression des vaisseaux, des nerfs, des voies aériennes et de l'œsophage.

Les caractères anatomiques se présentent sous les formes les plus variables, depuis la plus simple inflammation, sans altération de texture, jusqu'à la dégénérescence la plus avancée, fibreuse, lardacée, squirrheuse et même calcaire; d'autres fois à l'état de ramollissement sous forme séro-purulente, graisseuse, mélanique, colloïde ou encéphaloïde.

Le pronostic en est fâcheux en raison de la fréquence de la maladie et des conséquences qu'elle peut avoir, attendu qu'on n'a jamais la certitude d'en arrêter les effets, quels que soient les moyens que l'on emploie.

M. Larrey divise la thérapeutique de l'adénopathie cervicale en traitement général hygiénique, traitement local simple et traitement chirurgical proprement dit. Dans des considérations sur les moyens préventifs empruntés à l'hygiène et à la médecine, il indique ce qu'il y aurait à faire pour préserver le soldat de plusieurs des influences qui l'exposent à cette maladie.

Dans les médications qui sont applicables à l'adénite, lorsqu'elle s'est déclarée, M. Larrey passe en revue les émissions sanguines générales, les dérivatifs sur le canal intestinal, les dépuratifs, les préparations d'iode, les saignées locales, les mouchetures et les scarifications, les applications émollientes, les fomentations simples, les fumigations, les onctions d'axonge, les embrocations huileuses, l'application du coton cardé, de la flanelle, du taffetas ciré, les résolutifs en frictions mercurielles, iodées, ammoniacales, etc., les réfrigérants, le massage et la malaxation, la compression, l'adhésion, l'écrasement, les injections, le vésicatoire, le séton, la cautérisation, le moxa, l'ouverture des abcès par le caustique ou par le bistouri, les ponctions et les incisions, l'extraction de la matière et l'emploi d'une sonde élastique dont il propose l'application à l'évacuation de certains foyers glanduleux.

Chacune de ces médications fournit à l'auteur du mémoire le sujet d'une appréciation rigoureuse, raisonnée, des conditions qui réclament son application, et des résultats que l'on peut en espérer.

L'extirpation, enfin, constitue la question dominante de la thérapeutique de l'adénite cervicale, lorsque toutes les autres méthodes de traitement ont échoué. M. Larrey en expose complétement l'histoire, les indications, les contre-indications et le mode opératoire. Il rapporte à son père l'initiative d'une opération que plus tard notre collègue M. Bégin a instituée en principe dans les hôpitaux militaires et qui s'y est généralisée depuis par la pratique de MM. Sédillot, Baudens et H. Larrey. Il en a été de même dans les hôpitaux civils depuis que notre collègue M. Velpeau en a démontré l'utilité par sa propre expérience.

Chacune de ces énonciations fait, dans le mémoire de M. Larrey, le sujet d'un article spécial, dans lequel il développe, au moyen d'une érudition étendue, d'une discussion sévère des faits et d'une appréciation rigoureuse des circonstances, les préceptes les plus rationnels pour la pratique de l'extirpation des ganglions cervicaux. Il préfère l'énucléation, conformément à l'opinion d'Allan Burns et de C. Bell, tant qu'elle est possible, à la dissection la plus minutieuse, et si la tumeur a des adhérences vasculaires, ou si elle est pédiculée, il conseille la ligature préalable afin de prévenir l'hémorrhagie, ou bien, comme M. Baudens, la torsion de la tumeur sur son pédicule, toutes les fois que cela est praticable, attendu que dans ces deux circonstances le résultat est le même.

M. Larrey note en passant une observation qu'il a faite un grand nombre de fois, à savoir que les sujets sur le cou desquels on pratique des opérations plus ou moins délicates, ont un tel instinct de l'importance de rester immobiles, qu'ils ne font presque jamais un mouvement contraire à l'action du bistouri.

M. Larrey cite plusieurs observations très curieuses, en raison des difficultés de l'opération; de M. Clot Bey, de M. Bégin, de M. Nélaton, qui appliqua la ténotomie au muscle sterno-mastoïdien, pour opérer l'extirpation d'une adénite profonde située sous le muscle.

M. Larrey établit que les accidents, suite de l'extirpation des adénites cervicales, sont rares; à peine mentionnés par J.-L. Petit, Boyer n'en signale que la déviation de la bouche. La lésion la plus redoutable serait sans contredit l'entrée de l'air dans les veines, et d'après les recherches qu'il a faites dans divers recueils et dans le savant mémoire de notre collègue

M. Amussat, M. Larrey a trouvé six observations de mort dues à cette cause à la suite d'extirpation de tumeurs cervicales, qui, du reste, ne paraissaient pas être de nature ganglionnaire; il en raporte ensuite cinq autres qui tendent à prouver que ce redoutable accident n'est pas toujours mortel. Malgré la crainte de la phlebite, il conseille la ligature des veines. Quant à l'hémorrhagie artérielle, elle réclame la ligature immédiate avant même que l'ablation de la tumeur soit achevée: et dans des cas très compliqués il n'hésiterait pas, à l'exemple de Goodlad et de M. Roux, à pratiquer la ligature de la carotide primitive avant de commencer l'opération. Il cite à ce sujet une observation de M. Labat, qui fit avec succès la ligature de la jugulaire externe, de la jugulaire interne, de la thyroïdienne supérieure, et enfin, de la carotide primitive, dont les rapports se trouvaient changés par le développement de la tumeur.

Contrairement à l'opinion de MM. Velpeau et Sédillot, M. Larrey emploie la réunion immédiate au moyen d'un appareil contentif et d'une légère compression. En général, la guérison est assez prompte, et la cicatrisation se fait régulièrement, sans offrir aucun des caractères des cicatrices de scrofules.

Des succès obtenus par l'ablation des tumeurs glanduleuses du cou chez les militaires, M. Larrey tire cette conclusion : que ces tumeurs représentent, dans un grand nombre de cas, une affection toute locale, indépendante de la maladie scrofuleuse ou de toute autre diathèse morbide.

Messieurs, d'après le résumé que vous venez d'entendre, il vous sera facile de vous convaincre que le mémoire de M. Larrey est un travail sérieux, de longue haleine, aussi complet que possible sur un sujet, sinon nouveau, au moins plus attentivement étudié depuis quelques années seulement, affectant presque exclusivement des hommes dans la force de l'âge, que, depuis les temps les plus reculés les médecins avaient regardés comme exempts de cette maladie.

C'est sur l'adénite cervicale qui atteint les jeunes soldats que M. Larrey a dirigé plus particulièrement ses recherches.

Ce n'est guère qu'en 1832 que notre collègue M. Bégin, frappé de sa fréquence, en décrivit la forme aiguë, inflammatoire, et posa les principes du traitement de la forme chronique consistant dans l'ablation de ces tumeurs dégénérées. En 1835, notre collègue M. Velpeau émit à peu de chose près les mêmes idées. Mais, depuis cette époque, l'adénite cervicale a été observée avec plus de soin sur les soldats par les chirurgiens militaires qui en ont apprécié plus exactement la nature et les caractères, et lui ont appliqué le traitement qui lui convient dans le plus grand nombre des cas.

M. Larrey fait observer avec raison que dans les hôpitaux militaires le nombre des jeunes hommes affectés d'adénite cervicale est bien plus considérable que dans les hôpitaux civils ; que dans ces derniers établissements ce ne sont ordinairement que des sujets faibles ayant subi les influences de la misère, et présentant tous les symptômes de la diathèse scrofuleuse qui en sont atteints, tandis que dans les hôpitaux militaires elle se présente sur des hommes fortement constitués, colorés, offrant tous les caractères physiques de la force et de la vigueur. L'autopsie la démontre quelquefois sur de jeunes soldats qui ont succombé à d'autres maladies, et chez lesquels on n'en avait pas soupçonné l'existence. D'après l'opinion de son illustre père et de M. Moizin, qui avaient été l'un et l'autre à la tête du service médico-chirurgical, M. Larrey pense que l'adénite cervicale était beaucoup plus rare chez les militaires de la République et de l'Empire qu'elle ne l'a été depuis la Restauration.

On reconnaîtra facilement que l'adénite cervicale qui se développe chez les jeunes soldats est le résultat de l'action de causes spéciales, lorsqu'on saura qu'ils ne sont appelés sous les drapeaux qu'à vingt et un ans, et que les jeunes conscrits qui présentent des engorgements glanduleux du cou dépendants du vice scrofuleux ou de toute autre maladie générale, sont déclarés impropres au service militaire par les conseils de révision. S'il est généralement admis, d'après les écrits d'Hippocrate, de Lomnius, de Bordeu, que la maladie scrofuleuse se développe très rarement après l'âge de la puberté ; il faut bien reconnaître que la fréquence de l'adénite cervicale sur des hommes âgés de vingt et un ans au moins, forts, vigoureux pour la plupart, n'ayant présenté jusque-là aucun symptôme de scrofule doit être attribuée à des causes inhérentes à la profession.

Toutes les causes générales, telles que les changements de nourriture, de climat, d'habitudes, les exercices nouveaux, la nostalgie, l'action du froid et de l'humidité peuvent bien déterminer chez les soldats le développement de quelques adénites ; mais ces causes ne sont pas les seules, car les ouvriers émigrant des provinces pauvres, et se rendant dans les centres de population sont en général moins favorablement placés sous le rapport de la nourriture, des vêtements et de l'hygiène que les jeunes militaires, et ils sont bien plus rarement atteints d'adénite cervicale.

D'accord sur ce point avec l'observation des chirurgiens militaires, M. Larrey cherche la cause de l'adénite cervicale dans l'action du froid humide, agissant sur la figure et sur le cou du soldat en faction, placé dans le courant d'air établi entre les deux lucarnes de la guérite. Il est incontestable que les ganglions de la région cervicale s'engorgent consécutivement, lorsque les vaisseaux lymphatiques qui s'y abouchent sont enflammés ou irrités par un état pathologique des tissus ou des organes circonvoisins. Il est également vrai qu'en raison de leur coiffure, par les gardes de nuit, à la sortie d'un corps-de-garde dont la température est presque toujours très élevée, la face, le cou, la tête du soldat sont soumis, le plus souvent sans précautions, à l'action d'un froid rigoureux qui, non seulement supprime la transpiration, mais encore détermine des ophthalmies, des rhinites, des otites, des fluxions dentaires, aggrave les excoriations du nez, des lèvres, autant de causes d'adénites cervicales dont les infirmiers sont très rarement atteints quoique, militaires, parce qu'ils ne montent pas de garde en plein air. Elle est rare chez les sous-officiers qui ne font pas de faction ; et les officiers en présentent peu d'exemples.

Parmi les causes capables de produire l'adénite cervicale,

Il en est une qui est spéciale à l'état militaire, c'est la pression du col d'uniforme lorsque surtout il est roide, haut, trop serré ; parfois l'action de cette cause est appréciable dès les premiers temps du service, chez les jeunes soldats qui n'étaient pas habitués à porter des cols, lors surtout qu'à cette cause s'ajoute la pression du collet de la tunique, celle du bouton de la chemise, objets d'habillements qui, n'étant pas confectionnés sur mesure, gênent plus ou moins les fonctions des parties sur lesquelles ils sont appliqués ; tandis que les jeunes soldats dont le cou n'est exposé à aucune pression n'ont présenté aucun exemple d'adénite cervicale, tels sont les zouaves, les spahis.

L'adénite cervicale est beaucoup plus fréquente dans les garnisons placées dans un climat froid, humide, auprès des grandes rivières, que dans celles qui se trouvent dans des conditions opposées. Les garnisons de l'Alsace sont celles dans lesquelles la maladie se développe le plus fréquemment, tandis que, sous l'influence du climat d'Afrique, nos jeunes soldats en présentent peu d'exemples.

De l'anatomie chirurgicale des cinq régions du cou, M. Larrey déduit des conséquences pratiques puisées dans les meilleurs auteurs et dans son observation personnelle. Le résultat sera d'empêcher des erreurs de diagnostic, tant sur l'organe qui est le lieu de l'engorgement que sur les adhérences qu'il doit présenter selon le point qu'il occupe ; et d'indiquer d'une manière aussi précise que possible, le siége de l'adénite cervicale dans ces diverses régions, la cause qui la produit le plus ordinairement, les parties qu'elle envahit dans son développement et les divers accidents qu'elle détermine, variables en raison de la structure anatomique de ces parties.

La symptomatologie de l'adénite cervicale est établie par l'auteur du Mémoire avec précision et clarté, et dans le diagnostic différentiel de cette maladie d'avec les autres tumeurs qui peuvent se développer dans ces régions, il fait preuve d'un vaste savoir, d'une appréciation rigoureuse des faits et d'une saine critique dans les déductions qu'il en tire.

Les divers modes de développement de l'adénite cervicale sont étudiés, décrits avec ce soin, cette clarté de détails qui frappent l'esprit du lecteur, et démontrent dans l'auteur du Mémoire un observateur judicieux qui sait se rendre compte des phénomènes pathologiques de la maladie qu'il étudie, et les faire apprécier par les autres. Avec la même sagacité d'observation, M. Larrey passe en revue les diverses terminaisons de la maladie qui fait l'objet de son Mémoire, et il fait apprécier les diverses modifications que subit le ganglion pour arriver à chacune des dégénérescences dont il est susceptible.

Le pronostic de l'adénite est toujours fâcheux, non en ce que la maladie est mortelle, mais parce que presque toujours elle est susceptible de devenir grave par ses complications, et inquiétante par l'incertitude de ses terminaisons et par les craintes de la récidive; elle est fâcheuse surtout par sa tendance à l'incurabilité et par sa résistance à toutes les ressources thérapeutiques.

M. Larrey examine le traitement de l'adénite cervicale sous le triple rapport de l'hygiène, du traitement local simple et du traitement chirurgical proprement dit. Quoique M. Larrey ait cherché à établir dans tout le cours de son Mémoire que, dans un grand nombre de cas, l'adénite cervicale doit être attribuée à des causes locales et traitée par des moyens locaux, il ne pousse pas l'exclusion jusqu'à proscrire les moyens hygiéniques, impressionné qu'il est, avec juste raison, par la crainte de la connexion de cette maladie avec les scrofules; aussi donne-t-il les conseils les plus éclairés et les plus rationnels.

Le traitement local est l'exposé de tous les moyens qui ont été employés, et auxquels on a encore recours dans cette affection, appréciés selon les résultats qui ont été la conséquence de leur emploi.

Quant à l'extirpation dont M. Larrey revendique, avec raison, l'introduction dans la pratique chirurgicale en faveur de la chirurgie militaire, il en fait d'abord l'historique, il en apprécie ensuite les avantages et les inconvénients, et il démontre, par l'observation des faits, que les premiers sont incomparablement supérieurs aux seconds. Il indique les précautions à prendre dans cette opération, qu'il décrit en chirurgien habile qui en possède aussi bien la théorie, qu'il sait l'appliquer utilement dans les circonstances de nécessité.

Enfin M. Larrey établit, d'après les faits observés, que cette opération est presque toujours suivie de succès.

Le Mémoire de M. Larrey est un travail consciencieux, traitant tous les points d'une maladie qui frappe plus spécialement, en raison de circonstances particulières, une classe de jeunes hommes qui ne paraissaient y avoir aucune disposition. Chacun des articles de ce Mémoire porte la précision et la lumière sur le point qu'il traite, et l'ensemble en est coordonné de manière à en faire une monographie aussi complète que possible, dans laquelle M. Larrey a fait preuve d'une vaste érudition, d'une rare lucidité d'exposition des faits, d'une logique sévère d'appréciation, d'une critique judicieuse et d'une application chirurgicale pratique bien entendue, qui caractérisent un chirurgien distingué.

Nous avons, en conséquence, l'honneur de vous proposer de remercier M. Larrey de sa communication, et d'envoyer son Mémoire au comité de publication.

(*Adopté.*)

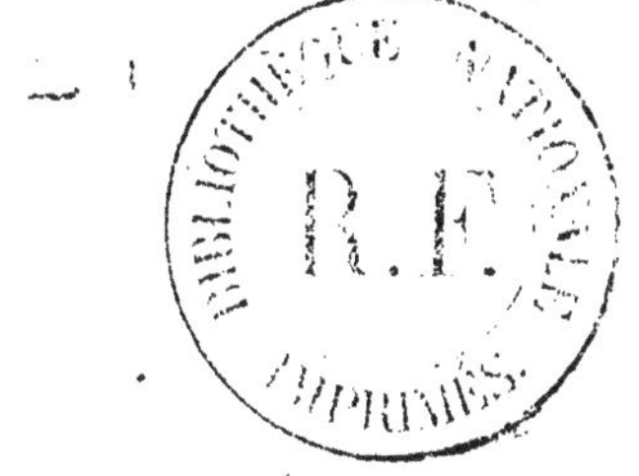

Paris. — Imprimerie de L. MARTINET, rue Mignon, 2.

www.ingramcontent.com/pod-product-compliance
Ingram Content Group UK Ltd.
Pitfield, Milton Keynes, MK11 3LW, UK
UKHW020501220726
13923UKWH00006B/2684